PROJET

D'ORGANISATION DE LA LUTTE

CONTRE LA TUBERCULOSE

DANS LA VILLE DE TOURS

ADOPTÉ PAR

La Société Médicale d'Indre-et-Loire

(SÉANCE DU 2 FÉVRIER 1901)

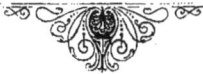

TOURS

IMPRIMERIE LOUIS DUBOIS

10, RUE GAMBETTA, 10

—

1901

COMMISSION

NOMMÉE PAR LA SOCIÉTÉ MÉDICALE

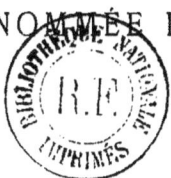

POUR L'ÉTUDE D'UN

PROJET DE LUTTE .

Contre la Tuberculose

Rapport de MM. les Docteurs Boureau et Baudouin

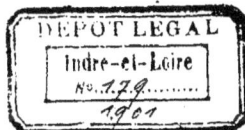

PROJET

D'ORGANISATION DE LA LUTTE

CONTRE LA TUBERCULOSE

DANS LA VILLE DE TOURS

PRÉSENTÉ PAR LA

Société Médicale d'Indre-et-Loire au Conseil Municipal

> « Il est au pouvoir de l'homme
> de faire disparaître du monde
> toutes les maladies parasitaires. »
> (PASTEUR).

L'extension effrayante de la tuberculose, principalement dans la classe ouvrière, crée pour les collectivités, le *devoir social* de lutter contre elle par tous les moyens.

Tous les ans, la tuberculose enlève à la société plus d'hommes que ne l'ont jamais fait les anciennes épidémies de variole, de peste et de choléra, puisque d'après les plus récentes statistiques de MM. Letulle et Brouardel, la phtisie fait succomber chaque année, en France, trois cent mille individus. Elle touche un tiers de la population, elle en tue un sixième a dit le Pr Brouardel.

Or, il faut noter que la plupart de ces décès atteignent des hommes de 20 à 30 ans, en pleine activité de « rendement social », dont la disparition se chiffre par un capital considérable constituant une perte sèche pour la société. On comprend facilement que dans ces conditions la lutte contre la tuberculose n'est plus seulement une œuvre humanitaire, mais surtout et avant tout une œuvre d'intérêt social.

Les différents peuples l'ont si bien compris, que nous avons vu successivement l'Allemagne, l'Angleterre, le Danemark, la Suisse et la Belgique commencer aussitôt une lutte effective et déjà efficace. L'État est intervenu chez eux, par son autorité morale, par sa loi, par son argent. Aussi a-t-on constaté que les décès à la suite de tuberculose étaient en diminution pour l'Angleterre de 28 %, et pour l'Allemagne de 27 %.

La France, un peu tardivement s'émeut à son tour. Il n'était pas permis, comme le fait remarquer M. Landouzy, au pays qui compte parmi ses enfants Laënnec, Piorry, Villemin, Strauss et tous les maîtres de l'École contemporaine, de se désintéresser d'une lutte contre la tuberculose. De tous côtés, nos journaux médicaux, nos sociétés savantes jettent le cri d'alarme, la défense s'organise dans les grandes villes.

Voici les centres qui possèdent une œuvre tuberculeuse :

Paris. — Sanatorium d'Angicourt (160 lits).
    —   Société des Sanatoriums populaires.
            (Landouzy, Letulle, Merklen, Sersiron).

Paris. — Bulletin de l'Œuvre antituberculeuse, Directeurs : Sersiron et Dumarest. (Georges Carré et Naud).

— Commission extra-parlementaire contre la tuberculose.

Lyon. — Institut antituberculeux.

— Œuvre Lyonnaise des tuberculeux indigents et Sanatorium d'Hauteville (130 lits). (Dumarest).

Bordeaux. — Ligue antituberculeuse. (Armaingaud).

— Œuvre du Sanatorium Girondin. (Dupens et Durand).

Lille. — Ligue du Nord contre la tuberculose (Aunet).

— Dispensaire antituberculeux (Calmette).

Rouen. — Œuvre du Sanatorium rouennais (Nicolle et Hallipré).

Le Havre. — Comité du Sanatorium Havrais (M. Frottier).

Nancy. — Œuvre Lorraine des tuberculeux (Spilmann et Haushalter).

Cannes. — Colonie agricole du Cannet (Vandremer).

Le Mans. — Œuvre du Sanatorium populaire Manceau (M. Foix).

Orléans. — Ligue de défense contre la tuberculose (Pilate).

Ormesson. — Œuvre des Enfants tuberculeux (Hérard-Petit).

Cimiez (Alpes-Maritimes). — Sanatorium (20 lits).

Gannat. — Commission de la lutte contre la tuberculose (Étude d'un Sanatorium interdépartemental).

Versailles. — Comité d'initiative. (La construction d'un Sanatorium faisait partie du programme électoral de la liste élue).

A. Tours, comme dans toutes ces villes, la nécessité de la lutte se fait impérieusement sentir. Le nombre des tuberculeux va sans cesse augmentant, il atteint aujourd'hui des proportions effrayantes. Les services de l'Hôpital en sont tellement encombrés, qu'il faut pour y rentrer, que ces phtisiques soient déjà à peu près irrévocablement condamnés. Les médecins du Bureau de Bienfaisance constatent chaque jour que la contagion s'étend dans les familles pauvres auxquelles ils donnent leurs soins, les consultations gratuites sont alimentées aux deux tiers de tuberculeux. Le mal s'étend de plus en plus, véritable crue infectieuse à laquelle nous assistons impassibles, stupéfaits de ne voir personne songer à l'arrêter.

Or, en cette matière, *ce ne sont pas les demi-mesures qui peuvent quelque chose.* Notre pays s'en aperçoit un peu tard ; car si l'on avait destiné à des œuvres sérieuses et spéciales tout l'argent employé jusqu'ici à *permettre aux tuberculeux de mourir à l'Hôpital,* nous aurions conservé aujourd'hui un nombre considérable d'existences précieuses et garanti dans l'avenir combien d'infortunés que la contagion, s'exerçant librement et au grand jour, guette de tous côtés.

Au milieu de ce mouvement général, la Ville de Tours ne peut rester indifférente. La Société Médicale a cru devoir s'adresser à la Municipalité parce qu'elle pense que sans les pouvoirs publics, les efforts d'initiative privée resteraient fatalement stériles. Il est des mesures qui ne peuvent être prises et exécutées que la loi en

main. Il en est d'autres dont le succès dépend
d'une large publicité et pour l'exécution des-
quelles l'autorité morale des représentants
d'une ville est nécessaire. Néanmoins, la Société
Médicale est convaincue que sans le secours
des individus, sans l'initiative de chacun, les
pouvoirs publics resteraient impuissants.

La Société Médicale, s'inspirant de son
antique devise « *Publica salus, lex nostra* »
s'adresse à la Municipalité pour lui demander
son appui moral et une subvention proportion-
née aux services rendus.

Le Conseil municipal comprendra la haute
portée d'une telle œuvre à laquelle les grandes
municipalités françaises se sont déjà associées ;
il sentira que la question qui s'agite là, est une
question d'intérêt social et de vie pour notre
cité.

CE QUE PEUT ÊTRE LA LUTTE CONTRE

LA TUBERCULOSE

Il importe avant tout de bien préciser ce que
peut-être une telle entreprise.

Le *sanatorium* s'adresse forcément à un *nombre restreint* d'individus ; il ne dispose guère
en moyenne que de 100 à 150 lits ; et encore
n'y doit on admettre que les malades suscep-
tibles de guérison.

La lutte efficace telle que nous la comprenons, s'adresse à tous les tuberculeux et principalement à ceux, qui entourant ces tuberculeux, sont en imminence de contracter la maladie.

Résumant notre idée dans une brève formule nous dirons : *la meilleure façon de lutter contre la tuberculose c'est d'empêcher les hommes de devenir tuberculeux.*

Il faudra que cette lutte s'exerce dans les logements ouvriers, dans les ateliers, dans les usines, dans les hôpitaux, dans les écoles, dans les casernes.

L'œuvre à organiser devra viser tous ceux qui toussent et qui crachent dans des logements sans air et sans lumière, tous ceux qui cultivent leur maladie dans une chambre étroite, dortoir commun où s'entassent, pendant la nuit le père, la mère et les enfants ; tous ceux qui aux périodes d'accalmie de leur mal s'en vont à l'atelier porter aux camarades les germes morbides qui les infecteront à leur tour, tous ceux enfin qui s'en vont semant dans les voitures et dans les chemins de fer, dans les salles d'attente et dans les endroits publics, les bacilles dont la dissémination coûte tous les ans 300.000 existences à notre pays.

C'est cette diffusion des microbes qu'il faut enrayer en s'appuyant sur quelques principes généraux :

1° Faire pénétrer dans le plus profond du public (conférences, brochures, affichage, etc.,) les notions de contagiosité et de curabilité ;

2º Organiser la guerre aux crachats ;

3º Faire fonctionner sérieusement la désinfection des locaux publics ou privés ;

4º Rendre la déclaration de la tuberculose obligatoire comme celle des autres maladies contagieuses ;

5º Tendre à ce que le tuberculeux ait le moins de contact possible avec le public et son entourage ;

6º Faire le diagnostic le plus précoce possible de la tuberculose. Pour cela ne pas attendre qu'il vienne se faire soigner ; aller le chercher dans l'atelier, le bureau, la mansarde. Faire intervenir le patron pour que tout ouvrier qui tousse ou qui crache soit examiné ;

7º Instruire le tuberculeux ; lui nommer sa maladie, lui faire comprendre qu'il est un danger pour les siens et pour ses camarades ; lui apprendre à ne pas disséminer ses crachats ;

8º Appliquer de suite la cure d'air et d'alimentation au sanatorium s'il est curable, à l'hôpital, s'il est incurable : à défaut de l'un ou de l'autre le soigner à domicile par l'entremise du *dispensaire antituberculeux*.

ORGANISATION DE LA LUTTE

L'utilité du sanatorium est incontestable. — L'Allemagne avec 7.208 lits de sanatorium soigne tous les ans 28 à 30.000 tuberculeux. —

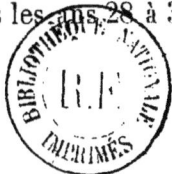

L'Angleterre possède 1.500 lits. — La Suisse 349. — Les États-Unis 737 lits. — D'ici peu de temps la France aura 6 sanatoriums fonctionnant.

On estime en général, qu'un sanatorium de 100 lits peut secourir 3 à 400 malades par an. — La journée du malade revient à 5 francs.

Si la ville de Tours veut hospitaliser des tuberculeux, il lui faudra un sanatorium d'au moins 100 lits. — On a calculé à Rouen qu'un sanatorium de 35 lits coûterait environ 250.000 fr.

On déduit facilement de ces données, que si le sanatorium est nécessaire, il est loin de constituer à lui seul, un moyen suffisant de traitement. D'autant plus que nombre d'ouvriers ne se décideront à y entrer, qu'arrivés à une période très avancée de leur maladie, alors que depuis de longs mois, ils auront contaminé leurs parents et leurs amis.

Enfin, le recrutement du sanatorium, qui donc l'assurera? Les hôpitaux, on n'y verra alors que des tuberculeux avancés. Les consultations gratuites : elles ne sont ni outillées ni spécialisées pour faire un diagnostic précoce de la tuberculose.

Nous sommes donc obligés de conclure à la nécessité d'une autre organisation auxiliaire et c'est précisément le *dispensaire antituberculeux*, tel que le professeur Calmette vient de le fonder à Lille.

Ce dispensaire est dirigé par une administration indépendante et autonome ayant la personnalité civile, susceptible de recevoir des dons et des legs. La municipalité de Lille lui a fait l'offre gracieuse d'un terrain et lui assure un subside annuel qui varie avec les services rendus.

Lille n'est pas du reste, la seule ville qui ait reconnu que le dispensaire antituberculeux serait l'auxiliaire forcé, le vestibule du sanatorium. A Lyon le recrutement des malades du sanatorium populaire d'Hauteville, se fait au moyen de visites périodiques qui ont lieu dans la ville au dispensaire de l'œuvre.

A Liège un semblable organisme est déjà en plein fonctionnement.

Ce dispensaire ne se contente pas de faire œuvre de science et d'assistance médicales dans un local fixe, c'est un centre qui fait rayonner sur toute la ville les ressources dont il dispose. Il réalise une de ces formes d'assistance à domicile dont l'action s'étend bien plus facilement que celle des établissements fermés.

1° Il dépistera à sa consultation la tuberculose au début. Il sera muni du matériel indispensable pour l'observation rigoureuse des malades (bascule, dynamomètre, microscope, etc.). Cette consultation, par son *caractère de spécialisation et d'assistance* assurera à l'ouvrier toutes les garanties d'un examen sérieux et scientifique, secondé par un traitement bien dirigé. L'autorité morale en sera considérable.

2° Une fois la tuberculose reconnue, il sera fait au domicile du malade une enquête discrète, par un ouvrier parlant la même langue et au courant

de ses besoins, à la suite de laquelle des secours
seront distribués. Le dispensaire donnera au
malade l'éducation prophylactique nécessaire,
le crachoir, les médicaments, etc.

A Lille, on a calculé que chaque malade
soigné et secouru dans ces conditions, y compris les secours en nature et en espèces, reve-
nait en moyenne à 3 fr. par jour d'invalidité.

3° Le dispensaire enverra le tuberculeux à
l'hôpital s'il est incurable et alité, au sanatorium s'il est guérissable, à la campagne si cela
est possible.

Enfin, lorsqu'il aura dépisté des enfants fils
de tuberculeux ou prédisposés, n'ayant pas encore d'orientation professionnelle, il fera ses
efforts pour leur offrir du travail à la campagne.

Son rôle actif sera une perpétuelle surveillance urbaine de tout ce qui a trait à la tuberculose.

A ce titre, il se rappellera la parole du
Pr Letulle : « *Le plus grand danger qui menace un
malade à l'hôpital, c'est d'y prendre la tuberculose* ».

Il se servira donc de son autorité morale et
scientifique pour exercer son action.

1° DANS LES HOPITAUX :

En faisant séparer complètement
d'avec les autres malades les tuberculeux et les
hospitaliser dans un pavillon détaché.

2° DANS LES ÉCOLES :

Il fera disposer des affiches avertis-
sant les enfants des dangers qu'il y a à cracher

par terre. Cet affichage aura une influence éducatrice profonde, car l'homme adulte n'oublie pas les impressions qu'il a reçues enfant.

Il exigera tous les ans du médecin inspecteur, des certificats individuels constatant que les maîtres et maîtresses ne sont pas atteints de tuberculose.

Les instituteurs devront signaler au dispensaire les élèves qui toussent et qui crachent.

Il veillera à l'installation de crachoirs en nombre suffisant pour qu'il soit possible d'exiger des enfants qu'il ne crachent pas à terre. Il donnera des instructions aux instituteurs qui devront tenir la main à cette règle.

Il s'assurera de la désinfection effective et fréquente des locaux scolaires pour éviter ce que racontait un instituteur exerçant depuis 12 ans et qui avouait n'en avoir jamais vu malgré l'ordonnance exigeant une désinfection annuelle des locaux.

3° DANS LES ATELIERS ET USINES :

Il se rappellera que la contagion y est beaucoup plus fréquente qu'on ne se l'imagine. La prophylaxie qui doit s'exercer dans ce milieu est de la plus haute importance sociale.

Le dispensaire cherchera a obtenir le concours du patron ou d'ouvriers dont il aura fait l'instruction antituberculeuse pour se faire adresser les ouvriers suspects.

On exigera des patrons que les ateliers soient pourvus de crachoirs élevés sur pied à hauteur d'un mètre et non pas de crachoirs ras terre autour desquels on crache. Ils seront garnis de liquide antiseptique.

On exigera que les ateliers et bureaux soient balayés après la sortie des ouvriers et non avant leur entrée ou pendant leur présence afin de réduire au minimum l'inhalation des poussières.

Partout où la qualité des planchers le permettra on remplacera le balayage par le lavage.

On exigera après le départ ou la mort d'un ouvrier tuberculeux la désinfection de ses outils et de sa place avant de la laisser occuper par un autre.

Il faudra tenir la main à ce que les lois de l'hygiène soient observées (aération, désinfection, etc.).

L'affichage de ces mesures prophylactiques sera fait dans les ateliers à côté des affiches légales sur le travail des femmes et des mineurs et sur les précautions contre les accidents.

Pour contrôler ces mesures, la Ville enverra un délégué. Les patrons ne pourront voir cela d'un mauvais œil, car il existe déjà des précédents de cette sorte dans des industries où, à chaque instant, l'ingérence des pouvoirs publics se fait sentir.

A une objection qu'on fera sur l'atteinte portée à la liberté individuelle, il est facile de répondre que ces diverses mesures ne blessent pas plus cette liberté que la réglementation des heures de travail, dont l'importance est cependant bien moins grande que celle de la question qui nous occupe.

De tous côtés nous voyons prendre des mesures énergiques pour préserver les ouvriers des produits toxiques ou dangereux au milieu desquels ils vivent et l'on n'en prendrait pas contre la tuberculose qui fait plus de victimes à elle seule en un an que n'en ont fait le plomb, le mercure, le phosphore, le grisou et les machines en un siècle !

4° DANS LA LUTTE CONTRE L'ALCOOLISME :

Dans la classe ouvrière, l'alcool est un des plus puissants facteurs de prédisposition à la tuberculose.

Où il croît, la tuberculose augmente, où il décroît, la tuberculose diminue ; exemple : l'Angleterre.

Au sanatorium populaire de Gorbersdorf, sur 422 tuberculeux, 284 ont avoué boire « modérément ».

Dans les sanatoriums populaires allemands, on n'a pu relever l'hérédité tuberculeuse des parents que sur 45 % des tuberculeux.

Une des premières mesures serait d'appliquer rigoureusement la loi sur l'ivresse.

5° DANS L'INTÉRIEUR DE LA VILLE :

Il fera une large publicité, par voie d'affiches et par la presse, à toutes les mesures prises contre la tuberculose.

On mettra en surveillance les maisons signalées comme des foyers d'infection.

On enverra dans les usines, les ateliers, les bureaux, etc., etc., des médecins délégués

chargés de s'assurer si les mesures prophylac
tiques ont été bien prises.

On fera la police des lieux publics, au point
de vue du balayage, de la désinfection et des
crachats (gares, salles publiques, églises (béni-
tiers).

RESSOURCES

La Société Médicale provoquera la formation
d'une " SOCIÉTÉ DE LA LUTTE CONTRE LA
TUBERCULOSE ". Cette Société sera dirigée
par un Comité d'administration comprenant :
un président, deux vice-présidents, un secrétaire général et un secrétaire adjoint, un
trésorier et cinq administrateurs.

La présidence d'honneur est offerte à M. le
Maire de Tours.

Cette Société recueillera des cotisations de
ses membres.

Elle tirera encore les ressources :

1º D'une souscription publique ouverte per-
pétuellement ;

2º Elle aura des subventions de la Ville, du
Département et de l'État ;

3º Elle demandera des subsides aux Compa-
gnies et aux Sociétés d'assurances sur la vie, aux
Sociétés de Secours mutuels, aux grandes
Usines qui ont un intérêt immédiat dans cette
lutte et qui ne demandent qu'à être affranchies
d'une maladie qui leur coûte des soins médicaux
et des jours de chômage, et dont la responsabi-

lité est toujours un peu engagée pour les tuberculoses contractées dans leur ateliers.

4° Elle recevra des dons et des legs.

En résumé, on voit que cette lutte contre la tuberculose s'impose à l'heure actuelle parce que l'intérêt de tous est en jeu et qu'en diminuant la portée du fléau ce sont nos existences, ce sont surtout celles de nos enfants que nous sauvegardons.

Au point de vue de la société, les dépenses qu'exige une pareille lutte seront largement compensées par la sauvegarde de tant d'existences dont la disparition était une perte de capital des plus importantes.

Nous avons à la soutenir un triple intérêt : *personnel, humanitaire* et *social.*

Elle s'exercera par le dispensaire antituberculeux qui sera *l'intermédiaire entre la famille et le sanatorium,* qui fera de son *mode d'assistance à domicile* un agent de prophylaxie dont l'action sera puissante parce qu'elle sera aussi étendue que le besoin s'en fera sentir.

Son œuvre sera de faire non seulement l'assistance médicale, mais encore de soutenir les familles par ses conseils, son argent, ses ressources en nature ; il s'occupera même de placer les enfants prédisposés dans des conditions vitales telles que les chances d'éclosion de la maladie seront pour eux réduites au minimum.

Il n'est pas douteux que, devant un but si humain et si social, les pouvoirs publics ne tiennent les premiers à le soutenir de leur autorité morale et de leurs deniers, car ce sont leurs intérêts et leurs devoirs que cette œuvre prendra ainsi en main. Il n'est pas douteux non plus que le cœur du public ne soit touché par une telle tentative et il n'y aura pas de petit commerçant, de petit rentier, de petit employé qui n'apportera son obole à ceux qui entreprennent de le défendre et de sauvegarder ses enfants de la maladie qu'on a si justement nommée « *la peste moderne* ».

S'il était utile, pour terminer, de commenter les paroles du grand Pasteur qui nous ont servi d'épigraphe, il n'y aurait, pour montrer la puissance des sociétés quand elles engagent sérieusement la lutte contre les maladies transmissibles, qu'à faire l'histoire de la lèpre. Au moyen-âge il y avait plus de 2000 léproseries (sanatoriums rudimentaires). « Il n'y avait, dit Mézeray, à propos des lépreux, ny ville, ny bourgade qui ne fust obligée de bastir un hôpital pour les retirer ».

Or, actuellement, il est vrai après plusieurs siècles, la lèpre est devenue une curiosité médicale. Pourquoi n'en serait-il pas de même de la tuberculose?

Nous espérons que nos concitoyens comprendront qu'ils possèdent par leurs souscriptions le moyen de faire réussir une telle œuvre, et la « SOCIÉTÉ DE LA LUTTE CONTRE LA TUBERCULOSE » puisera, dans un grand mouvement d'opinion publique, la confiance et l'ardeur nécessaires pour soutenir une œuvre aussi lourde qu'elle est utile.

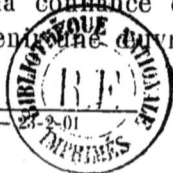

TOURP — IMP. L. DUBOIS, 10, RUE GAMBETTA —

www.ingramcontent.com/pod-product-compliance
Lightning Source LLC
Chambersburg PA
CBHW050436210326
41520CB00019B/5961